En 1794, el científico británico John Dalton presentó ante la Sociedad Literaria y Filosófica de Manchester su artículo "Hechos extraordinarios relativos a la visión de los colores" en el que analizaba las características de la anomalía que él mismo padecía y que desde entonces sería conocida como daltonismo. Este documento recoge una traducción de dicho artículo junto con algunos comentarios al mismo.

Hechos extraordinarios relacionados con la visión de los colores, por John Dalton.

Traducción al Español con comentarios interactivos.

J. Angel Menéndez

Hechos extraordinarios relacionados con la visión de los colores, por John Dalton.
Traducción al Español con comentarios interactivos.
© J. Angel Menéndez Díaz, 2018.
ISBN: 978-1983695261

HECHOS EXTRAORDINARIOS
relacionados con
la visión de los colores:
con observaciones.

Por el Sr. JOHN DALTON [1].

3 de Octubre de 1794.

Traducido por J. Angel Menéndez. Enero, 2018.

Se ha observado que nuestras ideas sobre los colores, sonidos, gustos, etc., producidos por el mismo objeto pueden llegar a ser muy diferentes en sí, sin que seamos conscientes de ello; y, sin embargo, podemos conversar de forma inteligible sobre tales objetos, como si estuviéramos seguros de que las impresiones hechas por ellos en nuestras mentes son exactamente similares. En efecto, todo lo que se requiere para este propósito es que el mismo objeto haga la misma impresión de manera uniforme en cada mente; y que los objetos que parecen diferentes a uno deben serlo igualmente para otros. Sin embargo, raramente se supone que dos objetos cualquiera, que están todos los días ante nosotros, puedan ser difíciles de distinguir para una persona determinada, y parecer muy diferentes a otra, sin que esta circunstancia sugiera diferencias en sus facultades de visión; sin embargo, tal es el hecho, no solo con respecto a mí mismo, sino también a muchos otros, como aparecerá en el siguiente informe.

Siempre tuve la opinión, aunque no lo mencionara a menudo, de que algunos colores han sido nombrados de una forma poco juiciosa.

El término rosa, en referencia a la flor de ese nombre, parece bastante apropiado; pero cuando el término rojo se sustituye por el de rosa, creo que es muy impropio y que debería haber sido nombrado azul ya que, en mi percepción, el rosa y el azul me parecen casi idénticos; mientras que el rosa y el rojo apenas tienen relación.

En el trascurso de mi estudio de las ciencias, el de la óptica necesariamente reclamaba atención; y me familiaricé bastante con la teoría de la luz y el universo antes de apreciar ninguna peculiaridad en mi visión. Sin embargo, no había prestado mucha atención a la práctica de la discriminación de los colores, debido en cierto grado a lo que yo concebía como una nomenclatura confusa. Desde el año 1790, el estudio ocasional de botánica, me obligaba a prestar más atención a los colores que antes. Con respecto a los colores que eran blancos, amarillos o verdes, convine fácilmente que era el término apropiado. Sin embargo, azul, morado, rosa y carmesí me parecían bastante menos distinguibles; siendo, de acuerdo con mi idea, todos ellos similares a azul. A menudo tenía que preguntar a otra persona si una flor era azul o rosa, lo que generalmente era considerado como una broma. A pesar de esto, nunca creí que hubiese nada peculiar en mi visión, hasta que, en el otoño de 1792, observé accidentalmente el color de la flor de un geranio (*geranium zonale*) iluminado a la luz de las velas. La flor era rosa, pero a mí me parecía casi de un azul celeste; a la luz de las velas, sin embargo, experimentaba un asombroso cambio, ya que perdía todo su azul, convirtiéndose en lo que llamaba rojo, un color que contrasta notablemente con el azul. Aunque no tenía dudas de que tal cambio de color sería igual a todos, solicité a algunos de mis amigos que observaran el fenómeno; sorprendiéndome que todos estaban de acuerdo que el color no era sustancialmente diferente de lo que era a la luz del día, excepto en el caso de mi hermano quien percibió el mismo cambio de color que yo. Esta observación claramente demostrada, que mi visión no era como la de otras personas, y, al mismo tiempo, que los cambios experimentados por algunos colores vistos a la luz del día o a la luz de las velas eran, de alguna manera, más perceptible para mí que para otros [2]. Pasaron casi dos años desde aquel momento, cuando comencé una investigación sobre el tema, requiriendo la ayuda de un amigo que, a su conocimiento sobre la teoría de los colores, unía un conocimiento práctico sobre sus nombres y composiciones. Procederé ahora a exponer los hechos comprobados bajo los tres siguientes epígrafes:

I. Un informe sobre mi propia visión.
II. Un informe sobre otros cuya visión se ha encontrado similar a la mía.
III. Observaciones sobre la causa probable de nuestra visión anómala.

I. DE MI PROPIA VISIÓN.

Puede ser apropiado hacer notar que soy miope. Las gafas cóncavas de aproximadamente cinco pulgadas de enfoque son las que se me adaptan mejor. Puedo ver claramente a una distancia adecuada; y casi nunca me molesta el exceso o la escasez de luz; ni aún después de un larga exposición.

Mis observaciones comenzaron con el espectro solar, o imagen coloreada del sol, descompuesta por medio de un prisma de vidrio, observable en un cuarto oscuro. Encontré que las personas, en general, distinguen seis tipos de color en la imagen solar; como por ejemplo: rojo, naranja, amarillo, verde, azul y morado. Newton, de hecho, divide el morado en añil y violeta; pero la diferencia entre él y los demás es meramente nominal [3]. En mi caso es bastante diferente: veo solo dos o, como mucho, tres distinciones. Estos que yo llamaría amarillo y azul; o amarillo, azul y morado. Mi color amarillo comprende el rojo, naranja, amarillo y verde de los demás; y mi azul y púrpura coinciden con los de ellos. La parte de la imagen que otros llaman roja, me parece poco más que una sombra o defecto de luz; después de eso, el naranja, el amarillo y el verde parecen un solo color, que desciende bastante uniformemente de un amarillo intenso a uno raro, componiendo lo que yo llamaría diferentes tonos de amarillo. La diferencia entre la parte verde y la azul es muy evidente para mi ojo: estos colores parecen estar fuertemente contrastados. Esta diferencia es mucho menor entre el azul y el morado. El morado parece ser azul mucho más oscuro y condensado. Al ver la llama de una vela por la noche a través del prisma, el aspecto es más o menos el mismo, excepto que el extremo rojo de la imagen me parece más intenso que el de la imagen solar [4].

Procedo ahora a exponer los resultados de mis observaciones sobre los colores de los cuerpos en general, ya sean naturales o artificiales, tanto de día como a la luz de una vela. Para los colores artificiales he usado principalmente cintas.

ROJO.

(A la luz del día.)

Bajo este epígrafe, incluyo carmesí, escarlata, rojo y rosa. Todos los carmesíes parecen consistir principalmente en azul oscuro; pero muchos de ellos parecen tener un fuerte matiz de color marrón oscuro. He visto especímenes de carmesí, burdeos y tierra, que eran muy parecidos. El carmesí tiene una apariencia sombría, siendo lo opuesto a los colores luminosos y brillantes. El hilo de lana teñido de color carmesí o azul oscuro es lo mismo para mí. El rosa parece estar compuesto por nueve partes de azul claro, y una de color rojo, o un color que no tiene otro efecto que el de hacer que el azul claro parezca opaco y algo desvanecido. Por lo tanto, cuando se comparan juntos el rosa y el azul claro, solo se distinguen en que el primero ha perdido parte del esplendor del segundo. Además de los claveles, rosas, etc. de los jardines, la siguiente flora británica me parece azul; como por ejemplo: Clavelina de Mar (*Staztice Armeria*), Trébol Rojo (*Trifolium pratense*), Flor de Cuclillo (*Lychnis flos-cuculi*), Silene dioica (*Lychnis dioica*), y muchos de los Geranios (*Gerania*). El color de una cara sonrosada me parece el de un azul opaco, un lucio, un azul negruzco, sobre un fondo blanco. Una solución de sulfato de hierro en tintura de agallas (es decir, tinta negra diluida) sobre papel blanco, da un color muy parecido al de una cara sonrosada. No tiene semejanza con el color de la sangre. Rojo y escarlata son para mí de un género totalmente diferente del rosa. Mi idea de rojo la obtengo del bermellón, minio, cera de sellado, obleas, un uniforme de soldado, etc. Estos parecen no tener nada azul en ellos. El escarlata tiene un aspecto más brillante que el rojo. La sangre me parece de color rojo; pero difiere mucho de los colores mencionados anteriormente. Es mucho más apagado, y para mí no se diferencia de ese color llamado verde botella. Las medias manchadas con sangre o con suciedad difícilmente podrían distinguirse.

ROJO.

(A la luz de una vela.)

El rojo y el escarlata parecen mucho más intensos que por el día. El carmesí pierde su azul y se vuelve rojo amarillento. El rosa es con mucho el que más cambia; de hecho, forma un excelente contraste con lo que es de día. Ahora no parece el azul, el amarillo ha tomado su lugar. El rosa a la luz de las velas parece ser tres partes amarillas y una roja, o un amarillo rojizo. El tono azulado que presenta durante el día es, sin embargo, menos marcado que el tono amarillento que observo a la luz de las velas. El rojo, y particularmente el escarlata, es un color brillante a la luz de las velas; pero durante el día algunos rojos son lo menos luminoso imaginable: yo los llamaría pardos.

NARANJA Y AMARILLO.

(A la luz del día y de una vela intensa.)

No encuentro que difiera sustancialmente de otras personas con respecto a estos colores. A veces he visto a personas dudar si una cosa era blanca o amarilla a la luz de las velas, cuando para mí no había ninguna duda.

VERDE.

(A la luz del día.)

Tomo mi idea estándar de la hierba. Esta me parece muy poco diferente del rojo. El envés de una la hoja de laurel (*Prunus Laurocerasus*) es comparable con una barra de lacre rojo; y la parte posterior de la hoja responde al rojo más claro de las obleas. Por lo tanto, se concluirá inmediatamente, que veo rojo o verde, o ambos, diferentes de otras personas. El hecho es que creo que ambos me parecen diferentes con respecto a los que otros ven. Verde y naranja tienen mucha afinidad también. El verde de la manzana es el tipo de verde más agradable para mí; y cualquier otro que tenga un tinte de amarillo parece tener ventaja. Puedo distinguir los diferentes vegetales verdes unos de otros, igual que mayoría de las personas; y aquellos que son casi iguales o muy diferentes para otros, son así para mí. Una infusión de té negro, una disolución de hígado de azufre (*una mezcla indefinida de sulfuro de potasio, polisulfuro de potasio*, tiosulfato de potasio y probablemente bisulfuro de potasio. N. del T.), la cerveza tipo ale, etc., que otros llaman marrón, a mí me parecen verde. La tela de lana verde, como la que se usa para cubrir las mesas, me parece de un color mate rojo amarronado. Una mezcla de dos partes de marrón castaño y una de rojo se acercaría a ella. Se asemeja a un suelo rojo recién vuelto por el arado. Cuando este tipo de tela se decolora, como dicen otras personas; y se vuelve amarillo, entonces me parece un verde agradable. Papel verde muy claro, seda, etc. es blanco para mí.

VERDE.

(A la luz de una vela.)

Estoy de acuerdo con los demás, que es difícil distinguir los verdes de los azules a la luz de las velas; pero, para mí, los verdes solo se alteran para acercarse a los azules. Solo los verdes verdaderos se alteran en mi ojo; y no aquellos otros colores con los que los confundo a la luz del día, como los líquidos marrones antes mencionados; que no se tiñen de azul a la luz de las velas y siguen siendo iguales que por el día, excepto los que son más pálidos.

AZUL.
(A la luz del día y a la luz de una vela.)

Entiendo que este color me parece casi igual a mí que a otras personas, tanto a la luz del día como a la luz de las velas.

MORADO.
(A la luz del día y a la luz de una vela.)

Este color me parece una pequeña modificación de azul. Rara vez acierto a distinguir el violeta del azul; pero llego a entrever que el violeta está compuesto de azul y rojo. La diferencia entre la luz del día y la luz de la vela no es relevante.

OBSERVACIONES DIVERSAS.

Los colores me parecen más o menos iguales a la luz de la luna que a la luz de las velas [*El Sr. Boyle observó que los colores a la luz de la luna diferían de los del día. Priestley on Vision, p. 145*].

Los colores vistos por un rayo parecen iguales a los del día; pero no me he cerciorado de si son exactamente iguales.

Los colores vistos bajo la luz eléctrica [5] me parecen lo mismo que a la luz del día. Es decir, el rosa aparece azul, etc.

Los colores vistos a través de un líquido transparente de color azul celeste, a la luz de las velas, nos parecen a mí y a los demás iguales que a la luz del día.

La mayoría de los colores llamados pardos me parecen iguales a la luz del día y a la luz de las velas.

Una tela de lana de color pardo claro me parece que se asemeja a un verde claro durante el día. Sin embargo, estos colores se distinguen fácilmente a la luz de las velas, ya que este último se tiñe de azul, mientras que el primero no. Con frecuencia he visto colores del tipo pardo, que otros dicen que son casi iguales y que a mí me parecen muy diferentes.

Mi idea de marrón la obtengo de un papel blanco calentado casi hasta la ignición. Este color, a la luz del día, parece tener una gran similitud con el verde, como se puede imaginar por lo que he dicho de los verdes. Los marrones me parecen muy diversos; a algunos yo los llamaría rojos, mientras que a un paño de lana marrón oscuro yo lo llamaría negro.

La luz del sol al amanecer o al ocaso no tiene un efecto particular [6]; ninguno tiene una luz fuerte o débil. El rosa parece más apagado, todas las demás circunstancias son como en un día nublado.

Todas las sustancias combustibles comunes exhiben colores que para mí están en la misma línea; como por ejemplo: sebo, aceite, cera, carbón de la mina.

Mi visión siempre ha sido como es ahora.

II. UN INFORME SOBRE OTROS CUYA VISIÓN SE HA ENCONTRADO SIMILAR A LA MÍA.

Ya se ha mencionado que mi hermano percibe el cambio en el color del geranio como yo. Desde entonces, habiendo realizado una gran cantidad de observaciones sobre los colores, comparando sus similitudes, etc. a la luz del día y a la luz de las velas, junto con él, encuentro que vemos de una forma casi tan parecida como lo hacen las otras personas. Él es menos miope que yo.

Tan pronto como estos hechos fueron comprobados, concebí el presentar nuestro caso de visión ante el público, entendiendo que era algo excepcional. Recordé, de hecho, haber leído en The Philosophical Transactions de 1777, un informe sobre el Sr. Harris de Maryport, en Cumberland [*Una traducción de este informe, al cual se anexa el caso extraordinario de M. Colardeau, se inserta en* Rozier: Observations sur la Physique, etc. *pg. 87. E. H.*] de quien, se dijo, "no podía distinguir los colores"; pero su caso parecía ser diferente al nuestro. Teniendo en cuenta, sin embargo, que una anomalía en la visión puede ayudar a ilustrar otra, reinterpreté el informe; de forma que parecía extremadamente probable que si su visión hubiese sido completamente investigada, y dado de ella cuenta en primera persona, él hubiera estado de acuerdo conmigo. Había cuatro hermanos en la misma situación, uno de los cuales aún vive. Dado que tenía un conocido en Maryport, le pedí que hiciera algunas preguntas al hermano vivo y a otro de los hermanos, cuya visión no tiene nada de peculiar; lo cual hizo con diligencia, y con las respuestas que me transmitieron ya no dudamos de la similitud de nuestros casos. Para que fuese aún más riguroso, envié alrededor de veinte tipos de cintas de diferentes colores, con instrucciones de hacer observaciones sobre ellas con luz de día y a la luz de velas: el resultado fue exactamente conforme a mis expectativas. Entonces me pareció probable que se pudiera encontrar un número considerable de individuos cuya visión fuese diferente de la de la generalidad, pero al mismo tiempo similar a la mía. En consecuencia, desde entonces aproveché cada oportunidad para explicar las circunstancias entre mis conocidos, y he encontrado varias personas en la misma situación. Solo he oído hablar de uno o dos que difieren de la generalidad y también de nosotros. Es notable que, de los veinticinco alumnos que una vez tuve, a quienes les expliqué este tema, encontré que dos de ellos estaban de acuerdo conmigo [7]; y, en otra ocasión similar, uno. Como yo mismo, no podían ver diferencias entre el rosa y el azul claro durante el día, mientras que a luz de las velas la diferencia era considerable. Y, en una investigación más completa, no pude apreciar que difiriesen sustancialmente de mí visión de otros colores. Ellos, como todos los demás, no eran conscientes de que realmente veían colores diferentes a los de otras personas; pero pensaban que había una gran complejidad en los nombres atribuidos a algunos colores en particular. Creo que ya me han dado cuenta de cerca de veinte personas cuya visión es como la mía. La familia de Maryport constaba de seis hijos y una hija; cuatro de los hijos presentaban esta circunstancia. Nuestra familia está formada por tres hijos y una hija que ya ha llegado a la madurez; y cuyos dos hijos presentan las mismas circunstancias que he descrito. Los demás son, en su mayoría, individuos en la misma familia, algunas de las cuales son numerosas. No encuentro que los padres o los niños bajo estas circunstancias las hubiesen desarrollado, excepto en un caso. Tampoco he podido encontrar ninguna causa física para ello. Nuestra visión, excepto en lo referente a los colores, es tan clara e inequívoca como la de otras personas. Solo dos o tres son miopes. Es notable que no haya oído hablar de ninguna mujer sujeta a esta peculiaridad [8].

A partir de la gran variedad de observaciones hechas con muchas de las personas mencionadas, no me parece que nos diferenciemos más de lo que las personas en general lo hacen. Ciertamente estamos de acuerdo en los hechos principales que caracterizan nuestra visión, y que trataré de puntualizar a continuación. Es justo hacer notar aquí que varias de las similitudes y comparaciones mencionadas en la parte anterior de este documento me fueron sugeridas por una u otra de las partes, encontrando que estaban de acuerdo con mis propias ideas.

ASPECTOS CARACTERÍSTICOS DE NUESTRA VISIÓN [9]

1. En el espectro solar aparecen tres colores, amarillo, azul y morado. Los dos primeros se ven contrastados; los dos últimos parecen diferir más en intensidad que en tipo.

2. El rosa aparece, a la luz del día, como azul cielo un poco desvanecido; a la luz de las velas toma una apariencia naranja o amarillenta, que forma un fuerte contraste con el azul.

3. El carmesí parece un azul fangoso de día; y el hilo de lana carmesí es muy similar al azul oscuro.

5. Durante el día no hay mucha diferencia entre los colores de una barra de lacre roja y el de la hierba.

6. Un paño de lana verde oscuro parece un rojo terracota, mucho más oscuro que la hierba, y de un color muy diferente.

7. El color de una cara sonrosada es azul oscuro.

8. Los abrigos, los vestidos, etc., nos parecen a menudo mal combinados con los forros, cuando otros dicen que no. Por otro lado, tendemos a combinar carmesíes con rojo burdeos o terracota, rosas con azules claros, marrones con rojos y pardos con verdes.

9. En todos los puntos en los que nos diferenciamos de otros, la diferencia es mucho menor a la luz de las velas que a la luz del día.

III. OBSERVACIONES QUE APUNTAN A LA CAUSA DE NUESTRA VISIÓN ANÓMALA [10].

La primera vez que me fue posible formarme una idea plausible de la causa de nuestra visión, fue después de observar que un líquido transparente, de color azul cielo, modificaba la luz de una vela para hacerla similar a la luz del día; y, por supuesto, devolviendo al rosa el color que observaba a la luz del día, es decir, azul claro. Esta fue una observación importante. Al mismo tiempo que exhibía el efecto de un medio de color transparente en la modificación de colores, parecía indicar una analogía entre la luz solar y la que resulta de la combustión; y que la primera es modificada por la atmósfera azul transparente, como la segunda lo es por el líquido azul transparente. Ahora bien, el efecto de un medio de un color transparente, como ha demostrado el Sr. [Delaval](), es transmitir más, y en consecuencia absorber menos, de los rayos de su propio color que de los de otros colores. Reflexionando sobre estos hechos, llegué a la hipótesis de que uno de los humores de mi ojo debe ser un medio transparente, pero de color, constituido tal que absorbe principalmente los rayos rojos y verdes, ya que no obtengo las ideas adecuadas de estos en el espectro solar; y para transmitir azul y otros colores de una manera más perfecta. Algo que parecía ir en contra de esta hipótesis era que los cuerpos rojos, como el bermellón, deberían parecerme negros, lo que no se correspondía con los hechos. El cómo se obvió esta dificultad se entenderá a partir de lo que sigue.

Newton ha comprobado suficientemente que los cuerpos opacos son de un color particular porque reflejan los rayos de luz de ese color más copiosamente que los de los otros colores; los rayos no reflejados son absorbidos por los cuerpos. Adoptar este hecho, nos lleva a concluir precipitadamente que, cuantos más rayos de un color refleje un cuerpo, y cuantos menos de otros, más puro será el color. Esta conclusión, sin embargo, es ciertamente errónea. Cuerpos de colores resplandecientes reflejan la luz de todos los colores; pero el suyo en mayor cantidad. En consecuencia, encontramos que cuerpos de cualquier color, cuando se colocan en luz homogénea de un determinado color, aparecen de ese color en particular. Por lo tanto, un cuerpo que es rojo puede aparecer de cualquier otro color en un ojo que no transmite rojo, de acuerdo con esos otros colores que también se reflejan del cuerpo, o que se transmiten a través de los humores del ojo.

Por lo tanto, parece casi indiscutible que uno de los humores de mi ojo y de los ojos de mis compañeros es un medio coloreado, probablemente una modificación del azul. Supongo que debe ser el humor vítreo; entiendo que esto podría ser corroborado mediante inspección, lo que no se ha hecho. Es competencia de los fisiólogos explicar de qué manera pueden oscurecerse los humores del ojo, y así lo dejaré para ellos; y procederé a mostrar que la hipótesis explica los hechos establecidos en las conclusiones de la segunda parte de este estudio.

1. Esto no necesita más ilustración.

2. Se sabe que el rosa es una mezcla de rojo y azul; es decir, estos dos colores se reflejan en exceso. Nuestros ojos solo transmiten el exceso azul, lo que hace que parezca azul; unos pocos rayos que impregnen el ojo pueden servir para restaurar el color que se desvaneció. A la luz de las velas, se sabe que el rojo y el naranja, o algún otro de los colores más arriba en el espectro, aparecen en mayor proporción que a la luz del día. La luz naranja reflejada puede, por lo tanto, exceder el azul, y el color resultante consiste en

rojo y naranja. Ahora, el rojo es reflejado en una mayor proporción, el color será reconocido por un ojo común pese a esta pequeña modificación; pero el rojo no se muestra para nosotros, vemos principalmente el exceso de naranja: en consecuencia, para nosotros, no es una modificación sino un nuevo color.

3. Mediante un razonamiento similar, el carmesí, compuesto de rojo y azul oscuro, debe asumir las apariencias que he descrito.

4. Los cuerpos que son rojos y granates probablemente reflejen el naranja y el amarillo en mayor abundancia, luego el rojo. El naranja y el amarillo, mezclados con unos pocos rayos rojos, nos darán nuestra idea del rojo, que se

realza con la luz de las velas, porque el naranja es entonces más abundante.

5. El verde hierba probablemente está compuesto de verde, amarillo y naranja, con más o menos azul. Nuestra idea de ello se obtendrá principalmente del amarillo y naranja mezclado con unos pocos rayos verdes. Parece, por lo tanto, que rojo y verde para nosotros serán casi iguales. Sin embargo, no entiendo por qué debemos asumir que los verdes adoptan una apariencia azulada para nosotros, y para todos los demás, a la luz de las velas, cuando parece que la luz de las velas es deficiente en azul.

6. Los rayos verdes no son percibidos por nosotros, los rayos restantes pueden, que yo sepa, dar lugar a un rojo terracota.

7. Las observaciones sobre los fenómenos del rosa y el carmesí explicarán este hecho.

Enlace al documento original

https://books.google.es/books?id=jYkyAQAAMAAJ&printsec=frontcover&dq=extraordinary+facts+relating+to+the+vision+of+colors&hl=es&sa=X&ved=0ahUKEwiLxpysua3YAhWDy6QKHSWAA7wQ6AEIJzAA#v=onepage&q=extraordinary%20facts%20relating%20to%20the%20vision%20of%20colors&f=false

Comentarios

1. John Dalton, (Eaglesfield, 6 de septiembre de 1766-Mánchester, 27 de julio de 1844) fue un naturalista, químico, matemático y meteorólogo británico. Son especialmente relevantes su modelo atómico y su tabla de pesos relativos de los elementos, que contribuyeron a sentar las bases de la química moderna. También es conocido por haber descrito el daltonismo, anomalía visual relativa a la percepción de los colores que padecía y que lleva su nombre.
 https://es.wikipedia.org/wiki/John_Dalton

2. Al igual que John Dalton, yo también soy daltónico y me siento identificado con algunas de sus observaciones sobre los cambios que ciertos colores experimentan según el tipo de iluminación que reciben.

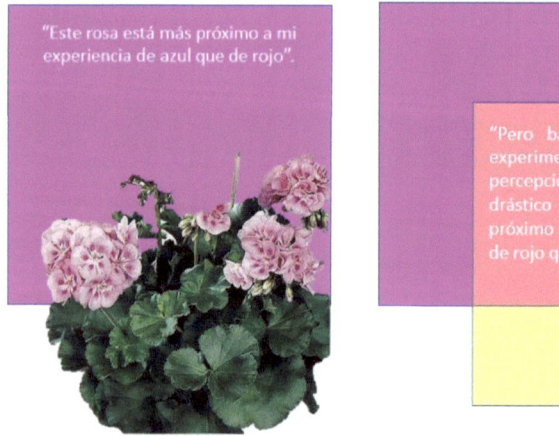

Figura 1. Simulación del cambio que experimenta el color rosa a la luz de una vela.

3.

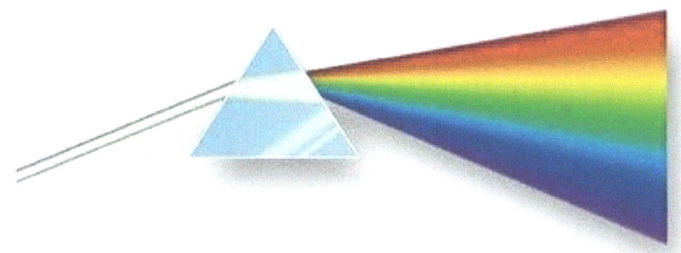

Figura 2. Descomposición de la luz blanca al pasar por un prisma de Newton.

4. Dalton dejó instrucciones de que sus ojos fueran conservados, lo que ha permitido que los análisis de ADN publicados en 1995 demostraran que padecía de deuteranopia.

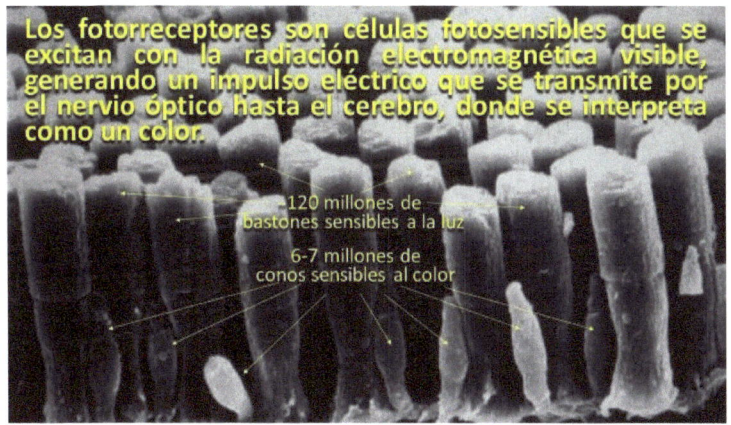

Figura 3. Fotorreceptores del ojo humano: bastones y conos.

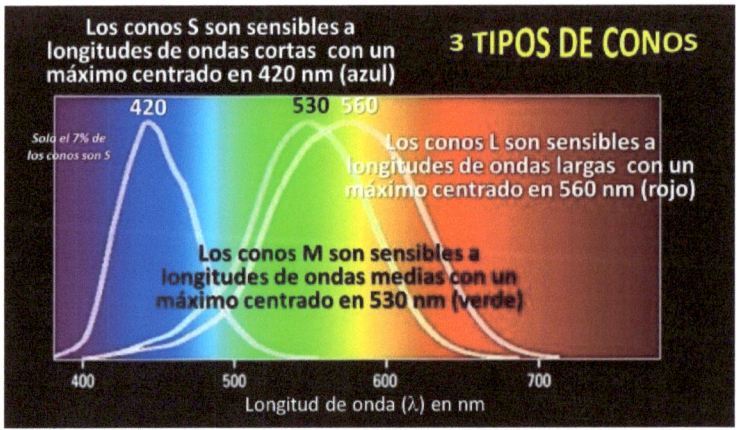

Figura 4. Tipos de conos según su sensibilidad a las diferentes longitudes de onda.

Tipos de daltonismo:

Acromatismo: Faltan los 3 tipos de conos y el individuo ve en b/n
Monocromamismo: Faltan dos tipos de conos y el individuo ve en una única tonalidad

Dicromatismo: Falta o no funciona uno de los 3 tipos de conos
        Protanopia: Falta los conos sensible al rojo
        Deuteranopia: Faltan los conos sensibles al verde
        Tritanopia: Faltan los conos sensibles al azul

Tricromatismo anómalo: Los 3 tipos de conos funcionan pero la sensibilidad de uno de ellos está desplazada
        Protanomalía: Sensibilidad desplazada en los conos sensibles al rojo
        Deuteroanomalía: Sensibilidad desplazada en los conos sensibles al verde
        Tritanomalía: Sensibilidad desplazada en los conos sensibles al azul

5. Esta frase me resulta bastante enigmática, dado que en 1794 la [luz eléctrica aún no había sido inventada](). Posiblemente sigue refiriéndose al rayo. La frase original dice así: "*Colours seen by electric light appear to me the same as by day-light*".

6. En realidad todo el mundo es daltónico durante el ocaso, ya que en condiciones de poca luz los colores comienzan a desvanecerse y, en cierto modo, a mezclarse; y no resulta sencillo ver un color específico. Por otro lado, todo el mundo padece de *tritanopia de la fóvea* o *tritanopia de campo pequeño*. Esto quiere decir que en el centro de la retina, dentro de la fóvea, carecemos de conos azules, así que todos somos dicromáticos en la fóvea. Nadie es consciente de este daltonismo central, debido a que la fóvea representa un punto muy pequeño dentro del campo visual y el cerebro integra todo el campo visual en su conjunto, haciendo que este daltonismo central pase desapercibido.

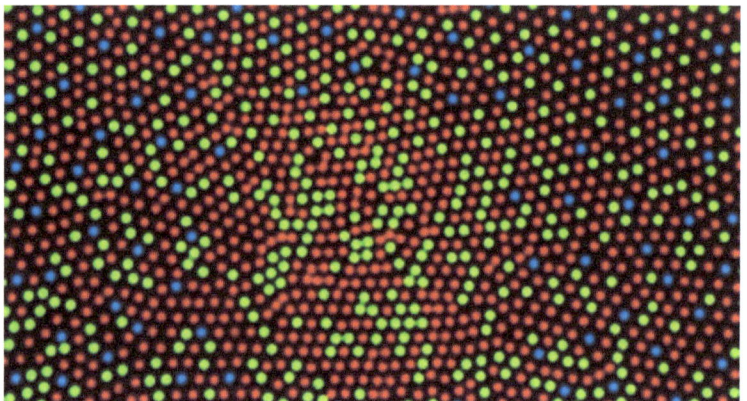

Figura 5. Ilustración de la distribución de los conos en la fóvea de un individuo tricromático normal. El centro de la fóvea contiene muy pocos conos sensibles al azul.

Otro hecho interesante, con respecto al daltonismo, es que todos nacemos daltónicos. La visión de los colores requiere un tiempo para desarrollarse completamente; así que, durante unas pocas semanas los bebés ven en tonos de grises. Además, si vives lo suficiente, también morirás daltónico; aunque lo más probable es que no te enteres. Esto sucede porque los conos pierden su sensibilidad al color con la edad. Sin embargo, nuestra experiencia subjetiva al color permanece inalterada a lo largo de los años, lo que hace que el cerebro esté constantemente recalibrando los estímulos de color y adaptándolos a la experiencia. En cierto modo podría decirse que "eres daltónico y no lo sabes".

7. Resulta una coincidencia más que notable que la proporción de daltónicos en el mundo sea de aproximadamente el 8%. Esta proporción es considerablemente mayor a la de cualquier otra anomalía genética; lo que ha llevado a formular diversas hipótesis sobre las ventajas evolutivas del daltonismo: *J. Angel Menéndez. "Ser daltónico para ver más. Hipótesis para explicar las ventajas evolutivas de ser daltónico"*
http://digital.csic.es/handle/10261/96086

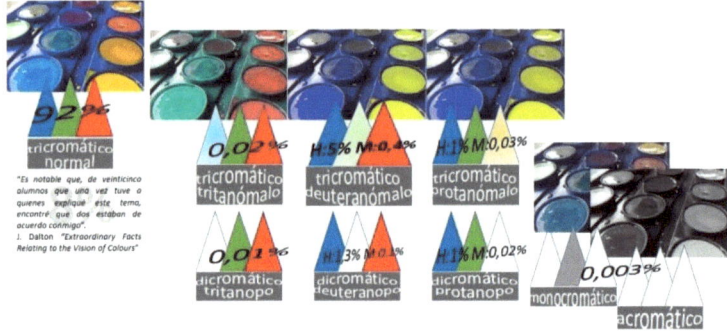

Figura 6. Tipos de daltonismo, abundancia relativa y simulación de los colores que ven los diferentes tipos de daltónicos. Con respecto a esto último, cabe mencionar que este tipo de simuladores de daltonismo no me parecen son muy buenas ya que, aunque tengo una protanopia severa, sí que veo diferencias entre los colores supuestamente reales y los de la simulación correspondiente.

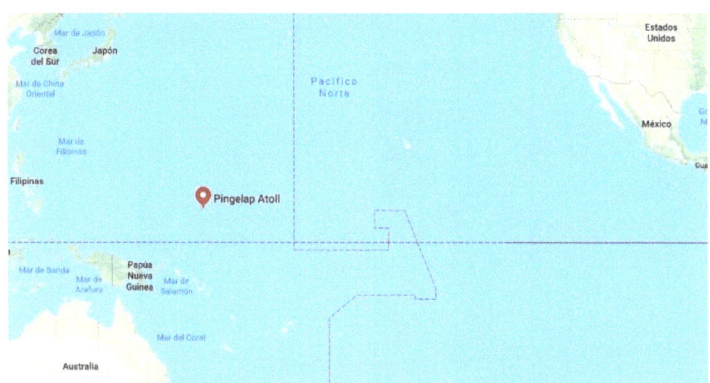

Figura 7. Pingelap es un pequeño atolón situado en medio del Pacífico donde aproximadamente el 30% de sus habitantes son acromáticos. En el resto del mundo la acromatopsia se encuentra en una proporción de 1 por cada 30.000 individuos. La acromatopsia no parece pues tener ningún tipo de ventaja evolutiva.

Si el daltonismo no presenta ninguna ventaja evolutiva ¿Por qué hay tantos daltónicos?

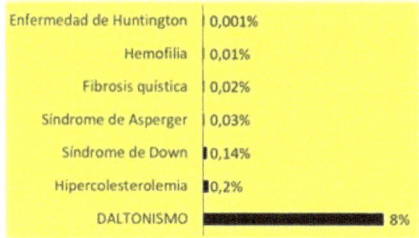

Figura 8. Abundancia relativa del daltonismo frente a otro tipo de alteraciones genéticas que sí dan lugar a enfermedades.

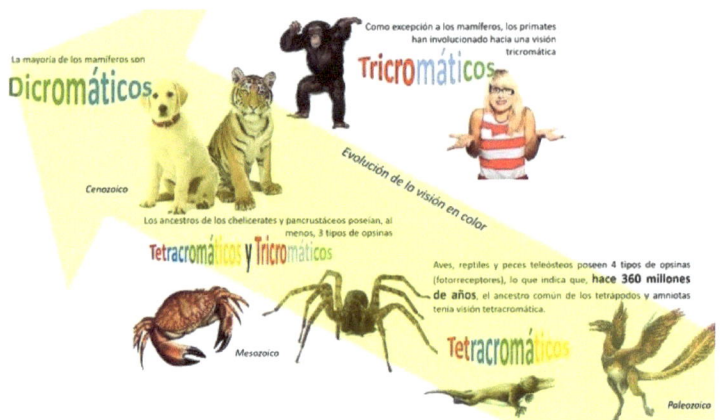

Figura 9. La percepción del color a lo largo de la escala evolutiva ha experimentado una tendencia hacia la pérdida en la variedad de fotorreceptores funcionales. Así, mientras que las animales del paleoceno eran tetracromáticos, los actuales mamíferos son casi todos dicromáticos; con la excepción de los primates, entre los que se encuentran los humanos.

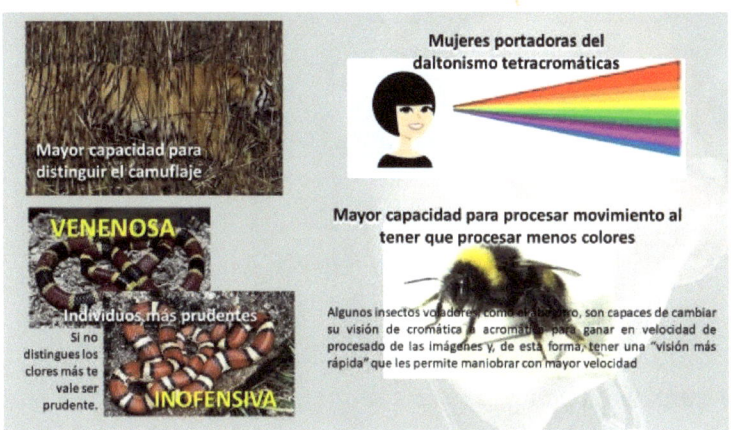

Figura 10. Hipótesis sobre posibles algunas de las posibles ventajas que reportaría el daltonismo en los humanos. J. Angel Menéndez. "Ser daltónico para ver más. Hipótesis para explicar las ventajas evolutivas de ser daltónico"
http://digital.csic.es/handle/10261/96086

8. No es cierto que no haya mujeres daltónicas. Sin embargo, éstas están representan una proporción muy pequeña de los daltónicos; ya que, para que una mujer sea daltónica, ha de tener los dos cromosomas X afectados por el gen que trasmite el daltonismo; lo que requiere de que ambos progenitores sean daltónicos.

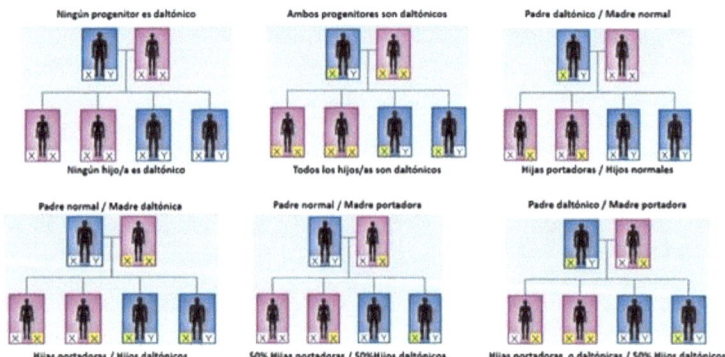

Figura 11. El daltonismo se transmite en el cromosoma X por un alelo recesivo, lo que explica porque hay muchos más hombres daltónicos que mujeres.

9. En la actualidad se utilizan diversos test de para diagnosticar no solo el daltonismo sino el tipo de daltonismo que se padece. El test de Ishihara, basado en una serie de platos con diferentes manchas, es posiblemente uno de los más utilizados. El test se basa en que los daltónicos son incapaces de ver determinado número, que solo es visible para los tricromáticos normales. Esta prueba resulta un tanto frustrante para los daltónicos.

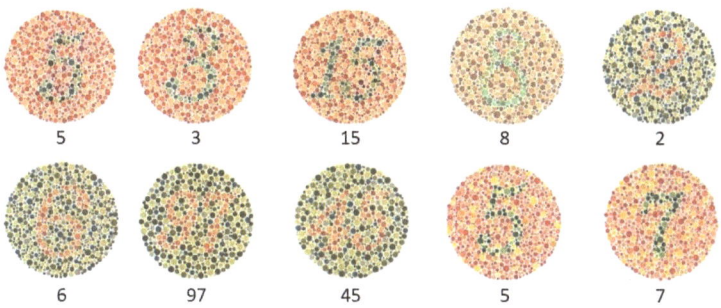

Figura 12. Ejemplos de discos del test de Ishihara.

Recientemente se han desarrollado algunas pruebas inversas de daltonismo, en las que las personas daltónicas son capaces de ver claramente determinadas cosas que los tricromáticos normales no logran ver; lo que apunta a que quizá la visión daltónica sea superior en algunas circunstancias concretas.

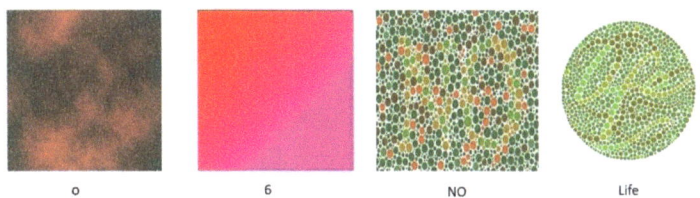

Figura 13. Algunas pruebas inversas de daltonismo.

En 2015 Coca-Cola Dinamarca lanzó una campaña de publicitaria visible sólo para los daltónicos.

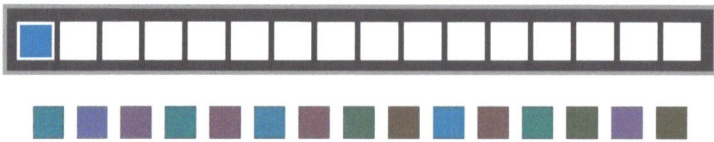

Figura 14. El test de Farnsworth es otra prueba que permite conocer si una persona es daltónica, así como el grado y tipo de daltonismo.

10.
anómalo, la
Del lat. tardío anomălus, y este del gr. ἀνώμαλος anṓmalos.
1. adj. Irregular, extraño.

Tanto Dalton como las diferentes clasificaciones de los tipos de daltonismo hablan de una anomalía en la visión, de un tipo de visión extraordinaria, peculiar o diferente a la de los demás; pero no se menciona, en ningún caso, que sea una enfermedad o un defecto. Curiosamente en la actualidad se hace referencia al daltonismo, incluso en algunos foros especializados en medicina o en el campo de la visión, como una enfermedad o una tara; cuando realmente no es ni lo uno ni lo otro; sino, simplemente, una forma diferente de ver los colores. Colores que, por otro lado, no existen ya que, en realidad, son el producto de la interpretación que nuestro cerebro hace de las señales eléctricas generadas en los conos por las diferentes longitudes de onda de la luz que les llega.

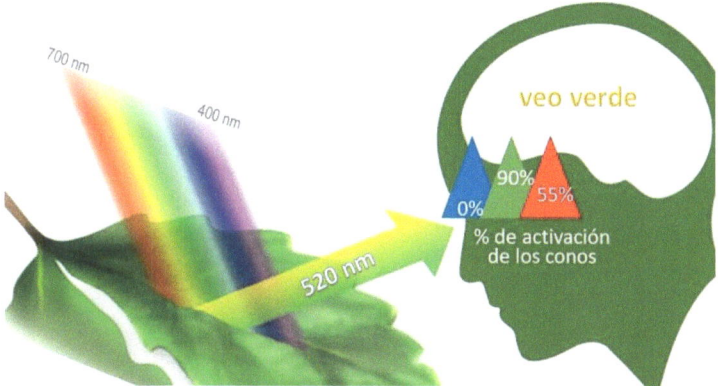

Figura 15. Esquematización de cómo los colores son una interpretación que nuestro cerebro hace en función de las señales que recibe como consecuencia de la mayor o menor estimulación de los conos del ojo.

Algunas ilusiones ópticas muestran que, tanto si se es daltónico como tricromático normal, no siempre resulta sencillo estar seguro de los colores que vemos. Por ejemplo, nuestro cerebro interpreta que los cuadrados marcados como A y B de la siguiente figuras son de diferente color en cada una de las figuras. Sin embargo, el hecho es que, si eliminamos el efecto sombra, A y B son de idéntico color en cada una de las figuras.

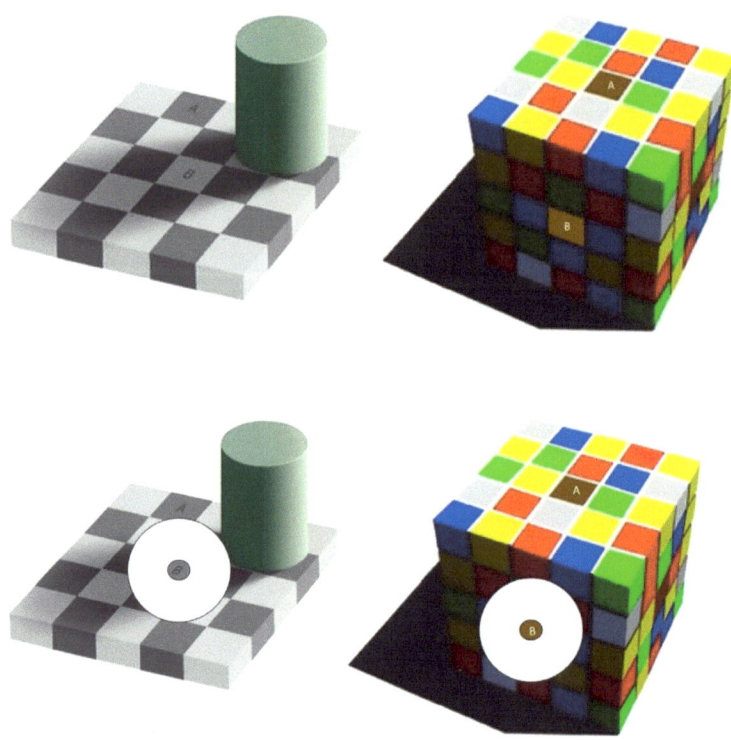

Figura 16. Ilusión óptica que ilustra como la percepción del color puede ser algo subjetivo.

Por otro lado, como se ha mencionado, aunque el hecho de ser daltónico implica dificultades a la hora de distinguir determinados colores; en algunos casos, dependiendo del tipo de daltonismo, podría resultar ventajoso a la hora de distinguir, por ejemplo, entre diferentes tonalidades de verde. Las hipótesis que tratan de explicar las ventajas evolutivas del daltonismo sugieren que éste no debería considerarse en modo alguno una enfermedad o un defecto. Es simplemente una anomalía visual o un tipo de visión diferente que, bajo determinadas circunstancias puede reportar una desventaja para las personas que lo padecen, mientras que en otras, quizá pudiera resultar ventajoso. El propio Dalton ya habla de su superior capacidad para percibir los cambios de color: "*Esta observación claramente demostrada, que mi visión no era como la de otras personas, y, al mismo tiempo, que **los cambios experimentados por algunos colores vistos a la luz del día o a la luz de las velas eran, de alguna manera, más perceptible para mí que para otros...***"

Hay, de hecho, un buen número de daltónicos famosos a los que el daltonismo no parece haberles resultado una limitación.

www.ingramcontent.com/pod-product-compliance
Lightning Source LLC
Chambersburg PA
CBHW040239220526
45473CB00001B/300